AF495492

DOCTRINE NOUVELLE

SUR

L'ORIGINE, LA NATURE, LA PRÉSERVATION
ET LE TRAITEMENT
DES

MALADIES CONTAGIEUSES

DES AFFECTIONS CUTANÉES

ET DE LA VICIATION DU SANG

A L'USAGE DES GENS DU MONDE

PAR

LE DOCTEUR CROMMELINCK

Lauréat de l'Université royale de Pavie;
Officier de l'Ordre équestre de San Marino; Chevalier de l'Ordre du Mérite de la Branche-Ernestine de Saxe; Chevalier de l'Ordre du Mérite civil de San Marino; Ancien président et chirurgien en chef du Dispensaire-Vésale, et professeur des maladies des Voies Urinaires à Bruxelles;
Ancien médecin-inspecteur de l'hygiène publique à Bruges;
Honoré de plusieurs médailles;
Membre correspondant de plusieurs Sociétés savantes, etc.

Cinquième édition.

PRIX : 2 FRANCS.

CHEZ L'AUTEUR :
Paris, rue Lafayette, 83 bis
et chez tous les libraires.
1869

MÉDICAMENTS DÉPURATIFS DU SANG

ESSENCE *concentrée* de SALSEPAREILLE ROUGE de la *Jamaïque*. PRIX : 6 *francs le flacon*. *Douze* flacons pour le traitement dépuratif complet.

PILULES DÉPURATIVES PRIX : 3 *francs la boîte*. *Cinq* boîtes pour un traitement complet.

PASTILLES DIURÉTIQUES 5 *francs la boîte*. *Trois boîtes* pour le traitement complet.

SAVON-PRÉSERVATIF-CROMMELINCK La possibilité de se préserver des *maladies contagieuses* est aujourd'hui définitivement reconnue par la science. Le tout était de trouver un moyen simple, facile, et pouvant au besoin ne pas trahir sa présence par le seul fait d'entrer dans la maison. Ce moyen a été trouvé par le docteur *Crommelinck*. Son titre en dit assez.

Le *Savon-Préservatif-Crommelinck*, comme *savon de toilette* d'abord, peut rivaliser avec tous les savons connus ; il a donc facile entrée partout.

1o Son parfum est délicieux et inaltérable ;

2o Il est doux et onctueux à l'usage (en dissolution dans l'eau) ;

3o Il adoucit les peaux rugueuses et leur rend la souplesse, la fraîcheur et la transparence ;

4o Chez les personnes faibles et chez les enfants lymphatiques ou scrofuleux, il donne du ton et de l'énergie à la peau, et devient, par là même, un *puissant auxiliaire hygiénique* des traitements généraux prescrits par les médecins dans ces cruelles affections ;

5o Enfin, il fait disparaître les *boutons du visage, les taches de rousseur, les engelures, les gerçures aux mains, les pellicules dans les cheveux*, etc., etc.

Pour ses usages *spéciaux*, voir le *Vrai Trésor de la Santé*.

PRIX : 3 *francs la boîte*.

POUDRE DENTIFRICE L'entretien des dents (voir le *Vrai Trésor de la Santé*) est la première et principale condition du bien-être et de la santé. La cause efficiente de la plupart des affections *gastro-intestinales chroniques* gît dans le mauvais état de la denture et tout spécialement dans la malpropreté des dents.

Il n'est de plus implacable ennemi des dents et des gencives qu'une *poudre dentifrice* à base d'acide, d'alun, de craie, de camphre, de crème de tartre ou de cendres de cigares.

La *Poudre-Dentifrice-Crommelinck* répond à une bonne hygiène de la bouche. PRIX : 3 *francs* la boîte.

N. B. — Ainsi qu'il est dit dans cette *Notice*, tous ces médicaments, de même que le *Savon-Préservatif* et la *Poudre Dentifrice*, sont préparés d'après les formules et sous le contrôle immédiat du docteur *Crommelinck*.

Avis. — Les personnes qui, à Paris ou en Province, ne pourraient se procurer chez leur Pharmacien ordinaire les médicaments ci-dessus, sont sûres de les trouver dans les meilleures conditions à la PHARMACIE NORMALE, rue Drouot, 15, à Paris, qui expédie en Province et à l'Etranger.

AVANT-PROPOS.

Un *avant-propos* est assez habituellement un jugement ANTICIPÉ de l'ouvrage fait par l'auteur lui-même. Il se présente ici un cas tout différent : l'Auteur et l'ouvrage ont déjà été appréciés par des juges compétents. Voici le Rapport que ces derniers ont rédigé à cette occasion. L'Auteur ne croit pas pouvoir offrir à ses lecteurs un *avant-propos* qui les satisfasse davantage (1).

« Avant la fondation du DISPENSAIRE-VÉSALE, notre *Président et chirurgien en chef*, M. le docteur CROMMELINCK, s'était « particulièrement voué à l'étude et à la pratique des *maladies* « *génito-unitaires*. La question de l'*origine et du caractère de* « *la syphilis* l'avait d'autant plus vivement préoccupé, que les « doctrines ayant cours aujourd'hui portent fréquemment « atteinte *au bonheur des époux, à la paix des familles et à la* « *santé publique*. Pendant sept années consécutives, dans des « *conférences publiques*, assidûment fréquentées par un nom- « breux auditoire, notre Président n'a cessé d'enseigner que « toutes ces doctrines reposaient sur une fausse appréciation « des faits, et qu'elles étaient la cause première et principale « des déplorables conséquences sous le poids écrasant des- « quelles l'humanité gémissait depuis des siècles.

« Mais quelque fortes que fussent ses convictions, quelque « nombreuses que fussent les preuves que lui fournissait sa

(1) Ce Rapport émane du Comité directeur d'une Société de bienfaisance, le *Dispensaire-Vésale*, de Bruxelles. (Extrait du *Bulletin* de la Société, Juillet 1860.)

« vaste clientèle privée, notre Président ne pouvait guère « espérer de faire adopter généralement sa Doctrine et le trai- « tement qui en est la conséquence, aussi longtemps qu'il n'au- « rait pu l'étayer de faits pris dans un service public. Le « *Dispensaire-Vésale* lui a largement fourni cette occasion. « D'innombrables cas s'y sont présentés dans la clinique pu- « blique, et ont été traités par lui devant quantité de témoins « compétents, d'élèves en médecine et devant nous-mêmes, et « pour tous, la question est irrévocablement jugée aujourd'hui. « La funeste erreur, l'erreur plusieurs fois séculaire sur l'*ori-* « *gine et le caractère de la syphilis*, aura cessé d'exister. Son « véritable caractère sera désormais connu, et ce mal ne sera « plus, en certains cas, le trouble-repos des familles, et, en « toutes occasions, le vampire physique et moral des indi- « vidus.

« Le docteur CROMMELINCK démontre par des preuves irré- « cusables que le *principe et le caractère de la syphilis sont* « *uniques et non multiples. Il n'y a ni* DEUX, *ni* TROIS *virus dif-* « *férents*, IL N'Y EN A QU'UN SEUL, ayant, il est vrai, plusieurs « degrés de malignité et de modes d'expression ou d'effets sur « l'individu qui en est atteint, mais ne se modifiant point dans « son essence, étant toujours le même au fond et réclamant « constamment en principe le même traitement. La syphilis ne « nous vient ni de Naples, ni de Rome, ni de Venise, ni « d'Amérique, pas plus qu'elle n'est d'origine anglaise, fran- « çaise ou espagnole. Elle n'est pas d'hier, pas plus qu'elle « ne date d'un, de deux ou de quatre siècles. Ce mal a existé « en tous temps et en tous lieux, partout où se rencontre l'es- « pèce humaine, et il se développe chez elle dans des condi- « tions déterminées, faciles à connaître, et, par conséquent,

« faciles à apprécier. Sa *source*, son *origine première et permanente*, gît tantôt dans le *flux menstruel*, tantôt dans les *pertes blanches de la femme*, et une fois issu de là, le MAL VÉNÉRIEN (issu *de Vénus*, *de la femme*), *devient contagieux* par lui-même (*ipso facto*), et il acquiert, par la propagation, des propriétés plus ou moins malfaisantes d'après les circonstances.

« Témoins nous-mêmes de nombreux cas ou l'un des deux époux accusait l'autre d'une infraction grave à l'un des devoirs les plus sacrés du mariage, et dans lesquels le docteur CROMMELINCK parvenait à démontrer le non-fondé de l'accusation et *ramenait ainsi la paix dans le ménage*, nous ne saurions assez recommander cet écrit à toutes les classes de la société ; nous n'hésitons même pas à proclamer cette publication comme *une œuvre humanitaire*. »

Signé : *docteur* BONIOTTI, rapporteur.

Après vingt années de constants efforts à Bruxelles, et l'emploi de la plus grande publicité en Belgique, j'ai fini par me convaincre que pour voir ma Doctrine se populariser, il me fallait la sanction des principales capitales de l'Europe. C'est cette considération qui m'a déterminé à entreprendre les voyages dont il est question dans la Note ci-dessous. Le succès que j'ai obtenu partout, en ces six dernières années, est un sûr garant de celui que me réserve encore l'avenir (1).

L'AUTEUR.

(1) Depuis six ans j'exerce mon Art dans toutes les grandes villes de l'Europe. Je ne prête mon ministère qu'à des personnes atteintes d'*affections chroniques des voies urinaires*, affections qui, presque toutes, peuvent être traitées, partie par un séjour momentané plus ou moins souvent renouvelé, suivant les circonstances, partie par correspondance. Conséquemment, quiconque doit se déplacer pour me rencontrer, doit préalablement m'écrire, soit à *Paris*, soit à *Bruxelles*, soit à *Milan*. Dr C.

DE LA SYPHILIS

SON ORIGINE.

La question de l'origine et de la nature de la syphilis m'a toujours très-vivement préoccupé, parce que le traitement qui dérive des doctrines tant anciennes que modernes, non-seulement a constamment ruiné l'homme comme individu, mais a souvent porté de graves atteintes à la santé publique, outre qu'il ruine fréquemment le bonheur conjugal et trouble la paix domestique. Dans des conférences publiques et gratuites que j'ai tenues à Bruxelles, de 1854 à 1860, conférences fréquentées assidûment par une foule compacte d'auditeurs appartenant à toutes les classes de la société, je n'ai cessé de proclamer et je prétends encore que toutes les doctrines jusqu'ici tour à tour admises et rejetées, reposent sur une fausse appréciation des faits, et qu'elles sont l'unique cause des funestes et terribles conséquences qui, depuis des siècles, affligent l'espèce humaine.

Sans autres commentaires, j'entre en matière.

La *syphilis*, ou *vérole*, ou *virus vénérien* a existé de tous temps et partout où se rencontre l'espèce humaine. C'est un poison, un venin, un virus animal, qui est toujours et partout le même, et *qui se développe* SPONTANÉMENT EN DES CIRCONSTANCES DONNÉES *dans l'espèce humaine*. Il se transmet ensuite, *par voie de contagion*, d'individu à individu. *Sa source, son origine, est tantôt dans les menstrues, tantôt dans les pertes dites fleurs blanches de la femme*. C'est-à-dire que le sang catamé-nial et les fleurs blanches deviennent poison, distillent le virus vénérien, en des circonstances déterminées.

J'ai hâte de dire que si j'ai l'honneur d'être le premier, dans ces temps modernes, à exposer cette Doctrine et à l'étayer sur d'innombrables faits pratiques; en d'autres mots, si j'ai l'honneur d'avoir, le premier, converti cette opinion en préceptes thérapeutiques, je suis bien loin cependant d'avoir l'honneur de la découverte, si découverte il y a, et si elle appartient à quelqu'un, il faut remonter bien haut pour en rencontrer l'auteur. En effet, il n'est autre que Moïse!

Voici, à l'appui de cette assertion, ce que nous lisons dans le *Lévitique* (chap. XVIII, vers. 10) : « *Ad mulierem quæ patitur menstrua, non accedes, nec fœtiditatem ejus revelabis.* »

En français : Vous n'approcherez point de la femme pendant l'époque de la menstruation, et ne découvrirez point sa fétidité.

Quel est le motif qui a pu déterminer le plus sage des législateurs de l'antiquité à défendre le rapprochement sexuel pendant l'époque des règles? Ne suis-je pas en droit de répondre *à priori* que Moïse a dû observer qu'il en résultait des accidents? On m'objectera peut-être que c'était une simple mesure de propreté. Mais si la malpropreté n'avait pas, en certains cas, des dangers sérieux pour la santé, pourquoi la sagesse du législateur aurait-elle converti l'observance de la propreté en sévères lois? Et, dans l'espèce, était-ce dans le seul but de défendre une chose malpropre qu'il a conçu cette loi? Sans m'arrêter un seul instant à la profondeur de la sagesse de Moïse, nul ne le croira, pour peu qu'il connaisse l'entraînement de la passion. Que d'hommes, en effet, j'ai rencontrés qui n'étaient point arrêtés par cette malpropreté, et qui se sont cependant corrigés après que je leur avais expliqué le vrai sens du verset du Lévitique!

Mais comment se fait-il, cependant, m'objectera-t-on peut-être encore, que de temps à autre, en ces derniers siècles, on ait vu inopinément surgir la syphilis avec une gravité inouïe, comme un fléau, comme une peste, comme un mal nouveau, inconnu, ne paraissant rien avoir de commun avec les affections habituelles de ce genre, à telle enseigne que chaque nation cherchait à lui assigner une origine particulière, et en rejetait la faute sur une nation voisine ou éloignée? C'est ainsi que la syphilis reçut tour à tour un autre nom, d'après l'origine qu'on lui attribuait ou la nation qu'on accusait de son importation : on l'appelait mal napolitain, mal américain, français, anglais ou espagnol; on le disait provenir de Venise, de Rome, etc., etc.

Que je dise d'abord que cette objection n'est pas la seule qu'on a soulevée et qu'on soulèvera encore, parce que l'erreur est toujours multiple et multiforme, à l'opposé de la vérité, qui est toujours une et simple; celle-ci est constamment là même; celle-là change d'habit du matin au soir. L'une est calme et assurée dans sa marche; l'autre, au contraire, si une expression vulgaire m'est permise, se démène constamment comme un diable dans un bénitier, parce qu'il est dans la nature humaine de ne jamais savoir s'avouer vaincue : ne sachant comprendre Dieu, l'homme le nie. C'est plus complaisant pour son sot amour-propre; cela flatte mieux son orgueil. Ainsi en toutes choses.

Revenons à l'invasion subite du prétendu mal nouveau, et donnons la clef de ce mystère.

Dernièrement un célèbre médecin de Vienne décrivit très-sérieusement une épidémie d'orchite ou gonorrhée tombée dans les bourses. Elle durait depuis six mois déjà, c'est-à-dire que depuis cette époque, la plupart des malades qui s'étaient présentés à sa clinique, atteints de blennorrhagie, avaient vu ce qu'on appelle vulgairement la maladie tomber dans les bourses, et un gonflement inflammatoire des testicules s'en-suivre.

Tous les praticiens qui sont à la tête d'un service public ont eu à constater deux faits assez bizarres et que rien n'explique, sinon le hasard ou plutôt une influence quelconque, atmosphérique ou autre, mais dont la nature intime nous échappe. On est six mois, un an et davantage, sans voir un cas donné, c'est-à-dire telle ou telle maladie, puis inopinément il s'en présente à chaque instant. Ou bien des affections, d'ordinaire très-bénignes, prennent tout à coup un caractère malfaisant extraordinaire. Je ne parle pas ici des maladies ayant leur cause de développement ou de violence dans une circonstance déterminée et toujours la même, comme la température, mais de ces affections qui surviennent on ne sait comment ni pourquoi. C'est ainsi que j'ai rencontré fréquemment cette prétendue épidémie du médecin de Vienne : quoi que je fisse, les blennorrhagies les plus bénignes tombaient dans les bourses. En ce moment même (20 octobre 1867) où j'écris ces lignes, depuis deux mois, malgré les précautions les plus minutieuses, tous les malades que je traite pour rétrécissements de l'urètre, sont tour à tour précisément frappés d'orchite plus ou moins intense, et chez tous au moment où il me semble que je n'ai plus à la redouter! Je suis d'autant plus en droit d'en être surpris, qu'en raison de mon procédé opératoire, j'ai rarement affaire à cette complication, qui ne présente d'ailleurs aucun danger.

C'est ainsi que sur une plus vaste échelle, on a vu la variole, la rougeole, le choléra, le typhus, etc., frapper subitement les populations comme un fléau, comme un mal en apparence sans précédent dans le passé, se bornant tantôt à une localité, tantôt envahissant une vaste contrée, franchissant même les mers, en un mot, n'être arrêté par aucun obstacle, alors que d'autres fois on le voit s'isoler dans un quartier, dans une rue, dans une famille. Il est des époques où l'on n'entend parler que de morts subites par apoplexie foudroyante, de femmes en couches succombant à la fièvre puerpérale ; d'autres fois la petite vérole enlève des populations entières ; il y a des années où les enfants d'une ville sont décimés par le croup, etc., etc.

Ainsi il en a été de la syphilis, avec cette différence que cette espèce d'épidémie sévissait avec plus de violence, parce qu'en raison de la honte qui frappe l'individu atteint de cette affection et le retient le plus longtemps possible à avoir recours à l'homme de l'Art, le mal s'étendait clandestinement, et allait en s'aggravant à mesure même qu'il s'étendait davantage par voie de contagion. Aussi pour le médecin observateur, pour celui-là surtout qui est à la tête d'un service public, cette question est jugée définitivement.

Je terminerai ce chapitre en disant que je suis porté à croire, bien que je n'en aie encore aucune preuve péremptoire, qu'il est un cas où l'homme peut également devenir cause origine de syphilis, à savoir, lorsqu'il est atteint de balanite, vulgairement appelée chaude-pisse bâtarde, et qui n'est autre qu'une inflammation de la muqueuse qui tapisse le prépuce et le gland. Mais qu'on ne perde pas de vue que je n'entends pas parler ici de la balanite par contagion, mais du cas d'inflammation survenue spontanément, par suite de malpropreté et d'accumulation de matières sébacées derrière la couronne du gland. Nul doute même que c'est afin de prévenir ce dangereux effet de la malpropreté que la loi mosaïque prescrivit la circoncision chez les Israélites.

Ce n'est certes pas que les auteurs n'aient jamais parlé de la possibilité de voir surgir une affection urétrale à la suite de relations sexuelles avec une femme atteinte de fleurs blanches ou étant simplement en état de menstruation ; mais de là à l'idée que cette affection, qu'ils appellent blennorhée, soit une affection syphilitique, ou bien qu'il en puisse provenir une,

2

il y a si loin que je ne crois pas qu'il soit nécessaire pour moi de m'arrêter à cette question.

Je me plais à avouer même, et je ne suis pas totalement étranger à ce salutaire progrès, surtout qu'entre autres écrits contre l'emploi des mercuriaux, j'en ai publié un dans lequel je déclare avoir vu, dans l'un des plus grands hôpitaux spéciaux du monde, l'assassinat par le mercure sur une grande échelle, sous la direction de l'une des célébrités contemporaines ; je me plais à avouer, dis-je, que depuis quelque temps il s'opère un grand revirement dans la doctrine des praticiens qui s'occupent spécialement du traitement des maladies syphilitiques, témoin l'exemple suivant : « ... Avant d'aller plus loin, nous pensons qu'il est urgent de rappeler cette vérité. Le principe de la vérole est toujours le même, et les diverses conséquences qui en résultent tiennent aux conditions naturelles ou accidentelles des individus qui sont affectés du virus syphilitique. (*Dr Putegnat*). »

DE LA NATURE DU VIRUS VÉNÉRIEN.

Disons de suite que, par virus vénérien, j'entends faire constamment allusion au même principe morbifique, et par suite à la même affection, c'est-à-dire à une affection provenant originairement de la femme, quelle que soit son expression extérieure ou apparente, autrement dit, le nom scientifique ou autre sous lequel on le désigne.

Je démontrerai que balanite ou chaude-pisse bâtarde, blennorrhée, gonorrhée, blennorrhagie virulente et non virulente, goutte militaire, chancres indurés et non indurés, chancres phagédéniques, bubons, périostoses, exostoses, excroissances, exanthèmes, dartres, etc., sont tous l'expression d'un même mal au fond, variant, il est vrai, d'intensité et de malignité, ici dangereux, là inoffensif, mais, en tout cas, provenant de la même source.

Pour mieux faire comprendre *ma Doctrine*, je raconterai

comment j'ai été amené à la découverte de la véritable nature de la syphilis.

Pendant mon internat à l'hôpital de Gand, en 1832, un mari se prit de querelle avec sa femme. Ce couple avait vécu jusqu'alors en très-bonne intelligence. La dispute avait eu un motif extrêmement futile; mais, arrivé au bout de patience, le mari donna inopinément un soufflet à sa femme. Celle-ci, prise subitement d'un accès de rage, et prompte comme la foudre, saisit la main de son mari, et lui mordit violemment le pouce jusqu'au sang. L'application de cette quasi-peine du talion calma soudain leur rage. La joue de la femme était rouge, le pouce du mari était meurtri. Chaque époux s'appliqua des compresses d'eau froide, et pendant quelques jours on n'y pensa plus. Mais, au moment où le mari crut à la cicatrisation complète de la morsure, quelques bourgeonnements d'apparence fongueuse s'élevèrent sur le tissu cicatriciel. On les cautérisa. Peine inutile. Douze jours après la morsure, je fus obligé d'enlever la première phalange du pouce; mais, au moment où l'on pouvait croire encore une fois à la cicatrisation complète de la plaie, les mêmes bourgeonnements fongueux se reproduisirent. J'enlevai le pouce; et de même le professeur enleva plus tard et successivement le premier métacarpien, le poignet, l'avant-bras, le bras et l'épaule; mais le malheureux finit par succomber à la suite des fongosités cancéreuses qui se reproduisirent avec une inexprimable fureur après la désarticulation de l'épaule.

Quel phénomène s'est-il produit ici? Il est bien simple pour celui qui s'arrête à la constatation mathématique, brutale du fait: la salive de la femme a subitement acquis un caractère venimeux; elle est devenue virus, venin, poison. Ce virus a été appliqué sur une partie saignante, il a pénétré dans le sang de l'individu, l'a empoisonné, et de là les phénomènes que je viens de décrire.

Mais, n'allons pas si loin ni si haut dans le passé, car il se présente tous les jours des faits analogues autour de nous.

Qu'un chat vous griffe en jouant, la plaie sera simple et guérira en peu de temps. Irritez au contraire ce chat, s'il vous griffe ou vous mord, la plaie s'enflammera et mettra un long temps à se cicatriser, surtout si vous n'avez pas eu la précaution de la cautériser immédiatement. Que d'exemples encore de chats que la peur ou la colère a rendus instantanément furieux, et dont les blessures sont devenues mortelles ! C'est aussi l'histoire de la plupart des animaux dits venimeux. Quel est le phénomène qui se produit ici? Le même que chez la femme de Gand, que chez le chien ou le chat devenu enragé : la salive s'est irritée; elle s'est convertie en poison, en virus; elle est devenue substance léthifère.

Ne voyons-nous pas par hasard le virus de la variole, celui du vaccin sur le pis de la vache, celui de la morsure d'un chien, etc., etc., se développer spontanément?

C'est le même phénomène qui se produit chez une femme pendant l'époque de ses règles, ou bien chez une femme ayant des fleurs blanches.

Cet empoisonnement s'effectue de la femme à l'homme de la manière la plus simple. Il suffit de se reporter à l'histoire de la femme de Gand, du chat ou du chien hydrophobe, etc. Ce qui signifie qu'il ne faut pas perdre de vue que cet empoisonnement ne s'effectue que dans des circonstances données.

D'autre part, la transmission du poison à un individu sain et son action malfaisante ne sont jamais absolues. Il faut un concours relatif de l'individu sain, c'est-à-dire que celui-ci doit également se trouver dans des conditions déterminées. Le mari de la femme de Gand était lui-même en colère.

Ainsi, une femme en état de menstruation ou de fleurs blanches peut cent fois ne transmettre aucun mal, tandis que la cent-unième fois, l'homme sera pris de gonorrhée. Il est même des exemples très-fréquents qu'un homme voit habituellement sans danger une femme pendant l'époque de ses règles, ou en état de pertes blanches, alors qu'un autre indvidu, ayant exceptionnellement commerce avec cette femme, ait pris une affection vénérienne.

Pourquoi?

Parce que dans les deux cas de contamination on se sera également trouvé dans les conditions voulues : la femme pour le degré d'acuité du virus, l'homme pour la susceptibilité d'en recevoir l'atteinte. En d'autres mots, le flux cataménial ou bien les fleurs blanches avaient ou ont subitement acquis le degré d'âcreté qui leur donne un caractère malfaisant, venimeux; d'un autre côté, chaque homme se sera trouvé dans des conditions favorables à recevoir l'atteinte malfaisante de la liqueur viciée, et, de part et d'autre, la viciation du flux cataménial ou des fleurs blanches et l'imprégnation facile chez un homme sain seront survenues spontanément et à l'instant même, comme elles pourraient avoir été préparées de longue main.

Et de même que nous avons vu que la colère suffit pour envenimer la salive chez une femme, comme l'amour contrarié l'empoisonne chez un chien ou une folle peur chez un chat; ce qui signifie, en d'autres termes, qu'une affection purement morale chez la femme, et nerveuse chez les animaux, est capable de convertir une humeur saine d'ordinaire en un poison animal des plus violents, de même, ne se pourrait-il pas, dans le cas d'une relation sexuelle illicite, que l'influence morale fût suffisante pour déterminer l'altération de l'humeur en question chez la femme, et l'imprégnabilité chez l'homme? Il n'y a rien d'extraordinaire dans cette hypothèse.

Donc, des deux côtés, il n'y a rien d'absolu. La nature végétale nous offre tous les jours ce phénomène, si phénomène il y a. Pour qu'une graine germe et reproduise, il faut deux conditions principales. Premièrement, la graine doit être en état; secondement, le terrain où on la sème, doit être convenablement approprié. Que la graine soit trop jeune ou trop vieille, elle ne poussera pas, le terrain fût-il bon. Que celui-ci soit trop chaud ou trop froid, trop sec ou trop humide, et dans l'un comme dans l'autre cas, la graine périra, fût-elle, elle-même, dans les meilleures conditions.

Voilà pour le principe; voici pour la production successive des phénomènes.

Une femme est en état de menstruation ou d'écoulement de fleurs blanches. Les règles constituent une élimination d'humeurs viciées. Le sang cataménial est habituellement âcre, irritant; beaucoup de femmes en éprouvent de l'irritation aux parties sexuelles; celles surtout qui négligent les soins de propreté. Cependant la femme est saine, et aucun phénomène particulier ne se manifeste chez elle. Il est des femmes, toutefois, qui vous diront qu'à cette époque elles se sentent habituellement échauffées. Il arrive encore qu'elles disent s'être échauffées exceptionnellement par une fatigue extraordinaire, une excitation subite ou un excès quelconque. La femme peut tout aussi bien être au début de ses relations sexuelles qu'en être coutumière. Mais, au moment voulu, l'homme se trouve dans un état propice, favorable à l'imprégnation malfaisante du principe malfaisant qui existe *ipso facto* (naturellement en quelque sorte), ou bien qui se sera spontanément et subitement développé outre mesure chez la femme, et il sera atteint, soit d'une balanite (chaude-pisse bâtarde), soit d'une blennorrhée. Toutefois, j'ai vu survenir la blennorrhagie la plus virulente. Il n'est pas rare non plus de voir surgir des végétations ou excroissances sur le gland ou sur le prépuce.

C'est le coup de griffe que donne le chat en jouant.

Mais il est à remarquer que, chez l'homme, l'affection atteint immédiatement un degré de venimosité ou de malignité que ne possède pas, en général, le liquide menstruel ou celui des fleurs blanches de la femme, source primitive du mal. De prime abord, l'écoulement qui survient est d'une nature plus malfaisante et d'un caractère éminemment plus contagieux. Que l'homme qui en est atteint, ait communication avec une femme saine, il lui transmettra une affection qui prendra de suite toutes les proportions d'une blennorrhagie que les médecins qualifieront d'aiguë, virulente ou syphilitique. L'affection sera autrement grave encore si, d'aventure, quoique saine, c'était une femme à humeurs âcres, viciées, ou bien si elle avait le sang habituellement ou exceptionnellement échauffé (1).

C'est le coup de griffe ou de dent du chat ou du chien en colère.

Supposons maintenant qu'un individu soit favorablement disposé à la contamination et au développement du virus, il sera pris de chancres, de ce qu'on appelle communément vérole, syphilis. Le mal qu'il prendra dans ce commerce au second degré pourra être foudroyant; ce sera peut-être un chancre dévorant, rongeur, le chancre dit : *Noli me tangere* (ne me touchez pas).

C'est le coup de griffe ou de dent du chat ou du chien enragé.

Et chacun de ces individus pourra respectivement transmettre le mal à un degré plus ou moins violent, d'après la situation respective de l'individu avec lequel il aura commerce.

Cette réciprocité de susceptibilité ou de nécessité de prédis-

(1) Que de fois n'entend-on pas dire : Mon Dieu! le moindre bobo, une piqûre d'aiguille, tourne chez moi en irritation grave! C'est que chez ces personnes le sang est vicié, chargé d'humeurs âcres.

position est d'ailleurs facile à prouver, en se plaçant même au point de vue des doctrines ayant cours aujourd'hui. Ainsi, que de fois n'a-t-on pas constaté qu'une courtisane atteinte d'une affection vénérienne (blennorrhagie virulente ou bien chancres), ait successivement, mais à courts intervalles, transmis à plusieurs individus ou des chancres, ou des blennorrhagies plus ou moins intenses, ou des bubons ou des excroissances, tandis qu'il y en avait parmi eux, sortis de là sains et saufs!

N'ai-je pas été mille fois témoin du développement d'une ophthalmie purulente contagieuse, dite blennorrhagique, avec granulations chez des nouveau-nés appartenant à des parents sains? Et à quoi l'attribuer sinon au contact des liquides plus ou moins fétides qui baignent le vagin pendant l'accouchement?

Ne voyons-nous pas la simple transmission du liquide muqueux d'une blennorrhée produire des ophthalmies d'une effroyable violence? Et l'ozène purulent par le seul transfert d'un peu de pus de blennorrhée sur la membrane pituitaire est-il donc si rare?

Mais voici ce qui couronne notre édifice.

Les faits pullulent dans ma clientèle particulière, autant que jadis à ma clinique du *Dispensaire-Vésale*, de maris, atteints de gonorrhée et garantissant sur l'honneur, et plus encore inspirés par leur propre intérêt, qui était celui de me dire la vérité dans le sanctuaire du cabinet du médecin, qu'ils n'avaient eu des relations qu'avec leur femme. Elle est donc malade, disaient-ils; elle a méconnu ses devoirs, elle m'a trompé!

Que de fois j'ai eu le bonheur de faire rentrer la paix dans le ménage, en constatant l'état de santé de la femme et en obtenant l'aveu d'un rapprochement sexuel pendant l'époque de la menstruation, surtout au retour d'un long voyage ou d'un échauffement du sang survenu chez le mari par d'autres causes! Ou bien, que de fois j'ai eu à constater des fleurs blanches, provenant soit d'une inflammation chronique de la muqueuse vaginale, soit d'une simple irritation avec excoriations ou ulcérations du col utérin, soit de la cavité utérine elle-même, reconnaissant les causes les plus ordinaires, telles qu'un froid, une marche prolongée, un état de malpropreté habituel, un sang menstruel âcre, etc., etc.!

Je termine ce chapitre en allant au-devant de quelques objections. J'exposerai en même temps quelques faits empruntés à d'autres genres d'affections contagieuses et qui viendront corroborer ma Doctrine.

Il est des animaux, témoin le serpent à sonnettes, qui ont un réservoir constamment rempli d'un poison qu'ils mêlent à volonté à leur salive, ou plutôt qu'ils versent à volonté par un canal, creusé le long des dents canines, dans la plaie par morsure qu'ils font à leurs ennemis. Chloroformez cet animal ou bien tuez-le pendant son sommeil, prenez ensuite du liquide dans le réservoir, inoculez-le sur un animal sain, et voyez si l'empoisonnement ne s'ensuivra pas? En conséquence, le liquide venimeux ne s'est pas formé exceptionnellement.

Reproduire cette objection, c'est la réfuter. En effet, prouve-t-elle autre chose sinon qu'on rencontre chez quelques animaux des liquides naturellement malfaisants pour autrui? Ce fait détruit-il celui de la formation subite d'un poison dans les liquides jusque-là inoffensifs? Le chien hydrophobe a-t-il quelque part une pochette remplie de virus rabique, duquel il puisse se servir à l'occasion? D'ailleurs les auteurs qui parlent du réservoir du serpent à sonnettes n'ajoutent-ils pas que l'action malfaisante de son venin est d'autant plus violente que l'animal a été plus longtemps sans s'en servir? Qu'elle devient même foudroyante si, au moment de s'en servir contre son ennemi, le serpent est en état de grande irritation?

Prenez le virus, dit-on, d'un chancre vénérien primitif, inoculez-le, et dans cent quatre-vingt-dix-neuf cas sur deux cents, vous verrez se reproduire le même ulcère. Le phénomène contraire arrive si vous prenez le virus d'un ulcère induré dit secondaire. Donc ce n'est pas le même virus que produit le chancre primitif ou le chancre induré, ou tout au moins le virus se modifie; ici c'est le virus-vérole, la vraie syphilis, qu'il faut attaquer à outrance par le mercure; là on peut se borner à la cautérisation locale......., à moins que vous ne remarquiez à la longue, rien ne permettant de le voir de prime abord, que l'ulcère chancreux devient chancre induré ou vérole!

Encore une fois, que prouve ce fait, sinon que le virus, pour être transmissible, doit se trouver lui-même dans des conditions déterminées? Et cette condition ne s'applique-t-elle pas à tous les virus? Si vous ne prenez pas le virus-vaccin d'une pustule à un moment propice, ordinairement le septième jour, ne voyez-vous pas le plus souvent échouer l'inoculation? Le docteur Toffoli, et bien d'autres après lui, n'ont-ils pas prouvé que la rage secondaire n'est pas contagieuse, c'est-à-dire que le chien devenu hydrophobe par la morsure d'un chien qui a pris la rage par cause naturelle (amour contrarié), ne transmet pas lui-même le virus rabique? Quel est le médecin praticien qui puisse mettre en doute la non-transmissibilité de la gale chronique? N'est-ce pas également à sa première période qu'on voit la petite vérole se communiquer aux assistants? La peste d'Orient ne présente-t-elle pas des conditions identiques? Et le dernier des paysans ne vous dira-t-il pas qu'avant de semer, vous devez préalablement bien vous assurer de la bonne qualité de la semence, faute de quoi elle ne poussera pas?

D'autre part, tel virus, le virus-vaccin, par exemple, n'a qu'une action momentanée et détermine un ulcère qui disparaît au bout de peu de temps, tandis que le virus syphilitique s'infiltre peu à peu dans tout l'organisme et le détruit complétement si on ne parvient pas à l'en expulser.

J'ai parlé déjà du danger de retarder l'opération de l'ablation du squirrhe, parce que, si l'opération est faite lorsque le squirrhe est déjà passé à l'état de cancer, il se reproduit à peu près constamment ailleurs. C'est ce que les médecins appellent cachexie ou diathèse cancéreuse. Or, il se produit en cette occurrence un cas indentique à l'empoisonnement de l'économie par un virus quelconque. De local, le poison est devenu général. Le principe venimeux du cancer a peu à peu envahi tout l'organisme : aussi n'ai-je jamais voulu enlever un squirrhe, et encore moins un cancer, sans soumettre préalablement ou simultanément le malade à un traitement dépuratif, afin de corriger le sang et d'en éliminer le poison du principe cancer.

Il ne faut pas même des poisons animaux pour détruire l'organisme : ne voyons-nous pas tous les jours des malades être enlevés par des fièvres purulentes ou hectiques, par ce qu'on appelle absorption purulente, et que moi j'appelle viciation du sang très-ordinaire ?

DE LA PRÉSERVATION DE LA SYPHILIS

Y a-t-il moyen de se préserver de la syphilis, de la rage, de la gale, etc., c'est-à-dire peut-on en prévenir le développement sans danger pour l'individu chez lequel le virus a été inoculé, et même après que les premiers simptômes se sont déjà déclarés ?

Je réponds ici sans hésitation par l'affirmative la plus absolue, preuves péremptoires à l'appui.

Prenez du virus syphilitique bien conditionné, inoculez-le chez un animal, à deux places à la fois, par exemple à la tête et aux pieds. Appliquez l'antidote de l'un ou de l'autre côté (le cautère ; mais dans la syphilis et dans la gale, il y a des substances végétales qui ont la même vertu) ; là où vous l'aurez appliqué, aucune ulcération ne surviendra, alors que le contraire arrivera de l'autre côté. Pour l'hydrophobie, on la prévient en cautérisant la plaie aussitôt après l'inoculation. La gale reste plus longtemps maladie locale que les autres affections contagieuses, c'est-à-dire qu'elle met plus de temps à s'infiltrer dans l'économie.

Pour peu qu'on réfléchisse au paragraphe précédent, on comprendra aisément que l'action du virus vénérien est d'abord toute locale. Là où l'inoculation a eu lieu, surgit le premier désordre. Nul n'ignore où est son siége de prédilection.

Mais si le poison a été inoculé par une autre voie, c'est là où l'inoculation s'est faite que se manifeste le premier symptôme du mal. Cette inoculation exceptionnelle peut se faire de cent manières différentes : il n'est personne qui n'en connaisse quelques-unes.

Aussitôt que le virus syphilitique est appliqué sur une partie quelconque du corps, la lutte commence entre lui et l'organisme, lutte toute bénigne d'abord, mais qui acquiert bientôt toutes les proportions d'un combat à mort, car malheureusement il en est de la syplilis comme d'une mauvaise herbe : à mesure qu'elle gagne du terrain, elle gagne en puissance ; son action dévorante s'accroît en raison directe de l'espace qu'elle occupe ; à l'exemple de l'hyène, elle s'enivre du sang de sa victime, et elle en est d'autant plus altérée qu'elle est plus près de l'avoir épuisé.

Je viens de démontrer que les maladies contagieuses ne sont jamais contagieuses d'une manière absolue, et, qu'en outre, elles ne le sont qu'en certaines circonstances déterminées. C'est l'inobservation ou l'ignorance de ce fait qui a occasionné tant de malheurs : témoin entre autres la gale. Que de fois ne m'a-t-on pas dit à ma clinique : « Mais, Monsieur le Docteur, « comment voulez-vous que cet enfant ait la gale, puisque « aucune autre personne dans la maison n'en est atteinte, et, « qui plus est, puisqu'ils sont couchés à deux dans le même « lit ? » Et que de fois, par suite de cette erreur, nul ne se doutant de la nature de la maladie, n'a-t-on pas laissé à la gale le temps de s'invétérer !

Autre observation, mais du même genre que celle consignée dans le chapitre précédent. Lorsque la gale est devenue chronique, de mal local qu'elle était, elle devient mal général, non plus sous le rapport de l'extension qu'elle prend sur l'enveloppe cutanée, mais en ce sens que le principe venimeux — psorique, — envahit toute l'économie par la voie du sang, et que, dès lors, il faut joindre aux moyens locaux un traitement dépuratif général. C'est ainsi que j'ai guéri des affections prétendues dartreuses ayant un quart de siècle d'existence. C'est faute d'un traitement dépuratif général que toute gale chronique résiste aux pommades et aux onguents les plus énergiques.

Revenons à la préservation artificielle ; mais hâtons-nous de dire que cette préservation ne se fait que lorsque le poison n'a pas encore étendu ses effets au delà du lieu où il a été inoculé. Combien de temps met-il ordinairement pour vicier le sang? Nul ne sait répondre péremptoirement à cette question, autrement que par cette phrase sacramentelle : *principiis obsta;* c'est-à-dire : moins on attend, mieux cela vaut; de même, après un certain laps de temps moral, il est préférable de recourir conjointement au traitement dépuratif général.

Je crois inutile de rappeler ici qu'il est de stricte nécessité d'observer la loi de Moïse, tout aussi bien en cas de fleurs blanches que pendant l'époque des règles.

La religion et la morale réprouvent fortement les relations sexuelles extra-matrimoniales. Il n'est pas un client à qui je n'aie dit que le bonheur du mari gît dans l'observance des devoirs conjugaux; qu'aucune courtisane ne le sait procurer; qu'au contraire les rapports de toute nature avec celle-ci laissent toujours le désir non satisfait, l'attente trompée, un vide dans le cœur, et souvent d'amers regrets. Il n'est pas un client non plus à qui je n'aie démontré que des fautes réciproques détruisent la félicité conjugale. Si mari et femme savaient s'y prendre, au lieu d'être le tombeau de l'amour, comme on dit vulgairement, le mariage serait un foyer inextinguible et une source intarissable de la plus grande somme de bonheur dont l'homme puisse jouir ici bas. Je ne puis ni ne dois entrer ici en aucun détail. Une seule phrase suffira à qui voudra me comprendre pour saisir le fond de ma pensée. Que mari et femme se témoignent les mêmes égards, les mêmes prévenances, les mêmes délicatesses, les mêmes galanteries, et surtout la même pudeur qu'ils se témoignaient alors qu'ils n'étaient que fiancés. Le jour où le mari ou la femme se dit : bah! qu'ai-je besoin de me gêner! ce jour-là sonne l'heure des funérailles de leur véritable félicité.

Cependant, malgré la religion, malgré la morale, malgré tout enfin, l'homme est entraîné par ses passions, et j'ai dit dans le chapitre de la prostitution que, puisque le mal existe, il est du devoir de quiconque a reçu ou s'est volontairement imposé la mission de veiller au bien-être de ses semblables, de chercher à atténuer autant que possible les effets des maux qui peuvent venir les affliger de leur propre faute ou involontairement. Ce n'est donc que dans le but d'épargner d'innocentes victimes que je m'étends si longuement sur les moyens préservatifs de la syphilis; en conséquence je ne cherche pas à faciliter la débauche, je veux tout simplement prévenir les effets de maux que d'innocentes créatures elles-mêmes ne peuvent parfois éviter.

Le virus syphilitique, appliqué sur un tissu vivant, est immédiatement détruit, et ses effets rendus impossibles, par l'application d'un remède approprié.

Malheureusement l'homme a, en général, plus de soucis de préserver ses bottes vernies de la boue, que de se garantir le corps de l'invasion d'un mal qui peut, à tout jamais, détruire sa santé. En conséquence, l'emploi de moyens préservatifs est généralement négligé. D'autre part, à peine l'emploi d'un moyen préservatif exige-t-il quelque soin, ou quelque difficulté de préparation, ou bien s'il trahit sa présence à autrui d'une façon quelconque, à l'instant même on cesse d'y penser.

Ces considérations m'engagèrent, depuis longtemps, à chercher un moyen qui n'eût point ces inconvénients, et qui tombât naturellement, sans effort ni souci de préparation, sous la main, toutes les fois que l'utilité ou le besoin s'en ferait sentir.

Ce qui dominait avant tout la situation, c'était de trouver un moyen qui fût d'un emploi facile, journalier, et surtout, cachant aux yeux de tous sa vraie destination. Quel autre moyen pouvait mieux aller au-devant de toutes ces exigences que le savon de toilette ordinaire? Il ne s'agissait que de trouver un médicament spécifique qu'on y pût incorporer, sans nuire, en aucune façon, aux qualités du savon, soit pour les usages de la toilette, soit pour la barbe.

Ce moyen, je l'ai trouvé, d'où je l'ai appelé *Savon-Préservatif*.

La manière d'employer *mon Savon Préservatif* est des plus simples. On prend un verre à vin d'eau pure, on y fait tremper le savon et quand l'eau est bien savonneuse, on en fait usage sous forme d'injection. (Pour faire convenablement les injections, voir le chapitre y relatif dans le *Vrai Trésor de la Santé*).

Ai-je besoin d'ajouter qu'une solution de *mon Savon Préservatif* est le meilleur remède actuellement connu pour arrêter un écoulement, lorsque l'heure a sonné où il est utile d'avoir recours à des injections astringentes?

Pendant combien de temps après le rapprochement sexuel suspect peut-on avoir recours à *mon Savon Préservatif*, sans danger et avec chances de succès?

Si on l'emploie immédiatement après l'acte, le succès

peut se dire certain. Plus on s'éloigne de ce moment, moins les chances sont favorables, et il convient alors de répéter les injections de trois en trois heures, par exemple, en vingt-quatre heures. On peut encore y avoir recours alors même que les premières gouttelettes de muco-pus se sont montrées au canal et que déjà il y a sensation de brûlure en urinant.

OUVRAGES DU MÊME AUTEUR.

LA MÉDECINE NATURELLE OU L'ART DE GUÉRIR MIS A LA PORTÉE DE TOUT LE MONDE. — Prix : 1 franc.

L'ART DE VIVRE EN BONNE SANTÉ ou : ne devient malade de l'estomac et des intestins, que celui qui veut le devenir ; n'en reste malade que celui qui n'en veut point guérir par lui-même. — 3e édition. — Prix : 1 fr.

LE CHEMIN DU BONHEUR ou ce que peuvent et doivent faire les femmes Prix : 1 franc.

N. B.— Il est démontré dans cette *Notice* que les *faux-frais*, occasionnés par les maladies, constituent le ver rongeur de la famille et une cause fréquente de ruine. Ils seraient le plus souvent évités si les femmes savaient appliquer les très-simples préceptes d'hygiène dont il est question dans cet opuscule.

PREMIERS ÉLÉMENTS DE L'ASTRONOMIE ET DE LA GÉOGRAPHIE avec Tableau synoptique du Système planétaire.—Prix : 3 francs. — 3e édition, actuellement sous presse, format carte géographique, sous le titre de *Calendrier géographique et historique*, dédié à la jeunesse.

GRAMMAIRE FRANÇAISE RAISONNÉE Prix : 1 f. 50 cent.

N. B. — Ce petit ouvrage est tout à la fois une Grammaire élémentaire et un *Traité de Morale* à l'usage de la jeunesse.

DÉPOTS

Pour la vente en détail du *Savon-Préservatif* avec *Notice*.

Au Castor, herboristerie, rue du Faubourg-Poissonnière, 63, *Paris*.
En Belgique, chez tous les parfumeurs.
Everart, librairie du *Petit Journal*, 52, rue Impériale, à *Lyon*.
Cottini, pharmacien, via della Signora, 6, à *Milan*.
A. Dante Ferroni, commissionnaire, via Cavour, 27, à *Florence*.
D'Emilio, pharmacien, rue de Tolède, à *Naples*.
Delapierre et Cordeiros, commissionnaires, rua dos Sapateiros, 44, à *Lisbonne*.
Daniel Albert, piazza maritima, à *Palerme*.

LE VRAI TRÉSOR DE LA SANTÉ OU DOCTRINE NOUVELLE des maladies *contagieuses*, de la *viciation du sang*, des *affections cutanées*, des *maladies des voies urinaires*, etc., etc., adressé aux *gens du monde*, par le Dr *Crommelinck*.

Onzième édition. Un volume in-8° avec 163 figures.

Prix 10 francs. Se vend chez l'Auteur, 83 bis, *rue Lafayette*, à Paris.

Voici l'épigraphe de cet ouvrage ; elle en dira plus que bien des pages.

Si cette DOCTRINE *est la* VÉRITÉ, *elle marquera une ère nouvelle et durable dans l'Art de guérir ; si, au contraire, elle est une* ERREUR, *elle ira, comme toutes ses devancières, s'engloutir dans le néant*.

L'Auteur ne cherchera point à faire ressortir lui-même le mérite de son livre. Quiconque le lira, le jugera selon sa propre conviction. L'Auteur ne sollicite aucune indulgence, car il s'agit du bien le plus précieux de l'homme — la *santé* d'abord, la *vie* ensuite. — Nul n'a le droit de s'imposer au public, et personne ne doit se soucier d'aucun autre intérêt, dans l'espèce, que du sien propre. Au théâtre, on applaudit si l'on s'amuse, et l'on siffle si la pièce déplaît. On doit en faire autant d'un livre quelconque : s'il est bon, on applaudit l'auteur; s'il est mauvais, on le blâme sans merci ni pitié, et surtout lorsqu'il s'agit de la santé.

Il ne faut pas même que le public perde son temps à lire un livre qui serait foncièrement mauvais, Aussi pour faire savoir que son livre n'est pas l'ouvrage du premier venu, l'Auteur ne croit pas blesser la modestie, ni encourir le blâme des puritains, en disant qu'il compte *trente-quatre années* de *pratique* comme chirurgien *spécialiste*, et que, de ces trente-quatre années, six furent exclusivement consacrées à des voyages scientifiques dans les principales villes d'Europe, *sept* comme inspecteur du *service sanitaire* d'une grande ville, *six* comme professeur libre d'*Urologie*, donnant des conférences publiques suivies par des milliers d'auditeurs, et *six* comme chirurgien en chef d'une clinique d'hôpital.

Lyon. — Imprimerie Bellon, rue Impériale, 32.

www.ingramcontent.com/pod-product-compliance
Ingram Content Group UK Ltd.
Pitfield, Milton Keynes, MK11 3LW, UK
UKHW021031220726
13924UKWH00001B/256